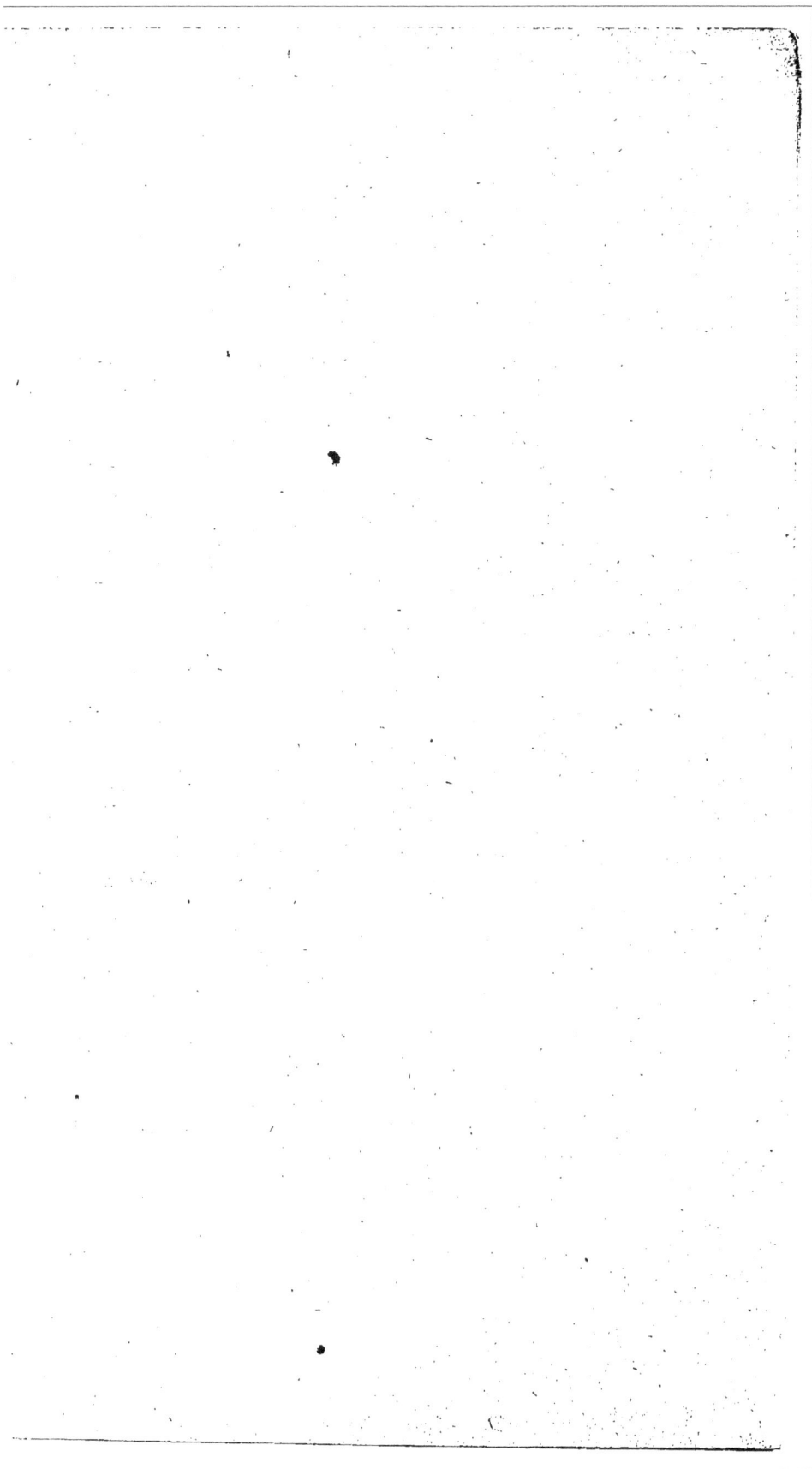

DE L'INFLUENCE

DES SALLES D'ASILE

SUR LA SANTÉ, L'ÉDUCATION, LES MOEURS ET L'AVENIR DES
ENFANS, ET SUR LE BIEN-ÊTRE DES FAMILLES LABORIEUSES;

Par M. le Docteur CANY,

PRÉSIDENT DE LA SOCIÉTÉ ROYALE DE MÉDECINE DE TOULOUSE, SECRÉTAIRE DU
COMITÉ D'ORGANISATION DES SALLES D'ASILE POUR LA PREMIÈRE ENFANCE;

DISCOURS

OFFERT PAR L'AUTEUR

A MM. les Président et Membres du Conseil
municipal de la ville de Toulouse.

———— ◆ ————

TOULOUSE.

—

1835.

DE L'INFLUENCE

DES SALLES D'ASILE

SUR LA SANTÉ, L'ÉDUCATION, LES MOEURS ET L'AVENIR DES
ENFANS, ET SUR LE BIEN-ÊTRE DES FAMILLES LABORIEUSES;

PAR M. LE DOCTEUR CANY,

PRÉSIDENT DE LA SOCIÉTÉ ROYALE DE MÉDECINE DE TOULOUSE, SECRÉTAIRE DU
COMITÉ D'ORGANISATION DES SALLES D'ASILE POUR LA PREMIÈRE ENFANCE;

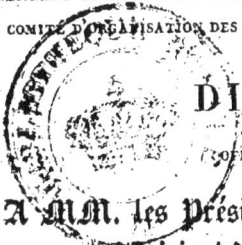

DISCOURS

OFFERT PAR L'AUTEUR

A MM. les Président et Membres du Conseil
municipal de la ville de Toulouse.

MESSIEURS,

L'éducation physique de l'enfance a occupé de
tout temps les médecins et les philosophes : ils ont
pensé avec raison que le développement physique et
moral des enfans méritait une étude aussi soutenue
qu'éclairée, car c'est dans le premier âge qu'il faut
cultiver la santé, perfectionner les organes et les facultés, faire naître les bonnes habitudes, réprimer et
vaincre les inclinations vicieuses, et exciter l'esprit et
le cœur à tous les sentimens honnêtes, bienveillans et
généreux.

Aussi un grand nombre d'auteurs ont écrit sur
cette matière, et l'on peut affirmer, en toute vérité,
que si l'éducation physique n'a pas atteint la perfection

dont elle est susceptible, ce ne sont pas les bonnes théories ni les bons préceptes qui ont manqué, mais seulement les institutions convenables pour les mettre en pratique.

L'éducation physique est un bien précieux que tous les hommes doivent procurer à leurs enfans, à cause des avantages qui sont attachés à la possession de ce trésor; mais cette éducation est sur-tout nécessaire aux enfans du peuple, puisqu'elle doit leur promettre d'acquérir par le travail les biens que le hasard de la naissance leur a refusés. C'est donc sur elle principalement que repose l'avenir de la classe la plus nombreuse, la plus pauvre et la plus utile.

Cependant, si nous examinons quel est l'état actuel de l'éducation physique chez les enfans des classes laborieuses, nous ne tarderons pas à reconnaître qu'il existe partout en général une grande lacune à remplir dans les soins qu'il est indispensable de leur donner pendant les sept premières années de la vie.

Dans les campagnes, assimilés à peu près aux animaux domestiques, dont on leur confie ordinairement la garde, les enfans vaguent avec eux une grande partie de la journée autour des habitations ou dans les champs, exposés à bien des dangers, jusqu'à l'âge où ils pourront fréquenter avec fruit les écoles primaires, ou aider leurs parens dans les travaux agricoles.

Au village, le premier lustre s'écoule aussi dans un abandon presque absolu, pendant lequel les enfans se livrent à tous leurs penchans naturels, et contractent des habitudes turbulentes, difficiles à réprimer dans la suite, et si leur santé peut se fortifier par l'usage fréquent des exercices corporels pris à l'air libre, leur cœur et leur esprit ne reçoivent pendant tout ce temps aucune bonne impression , aucun bon exemple , aucune leçon profitable.

Dans les villes, c'est encore pire : les devoirs de la maternité étant plus exigeans, à cause des dangers de toute espèce que courent les enfans quand ils sont privés de la surveillance de leurs parens, ou les mères n'osent pas les abandonner, et alors elles sont forcés de renoncer au travail de la journée, dont le salaire aurait augmenté les ressources de leur ménage et assuré pour un jour la subsistance de la famille ; ou si la nécessité , comme il arrive le plus souvent, leur impose l'obligation de quitter leur domicile pour aller se procurer les moyens d'existence, alors les enfans, livrés à eux-mêmes, sont exposés à tous les accidens du vagabondage ou de l'isolement.

Lorsque, plus aisés, les parens peuvent s'imposer un sacrifice mensuel pour envoyer leurs enfans aux écoles particulières destinées au plus jeune âge, ceux-ci n'évitent un écueil que pour tomber dans un autre, car dans ces prétendues Salles d'éducation, ordinairement insalubres et mal dirigées, tout semble avoir été disposé pour contrarier le vœu de la nature, et les enfans y étant enfermés une grande partie de la journée, privés de mouvement, languissent, s'étiolent, et contractent une disposition au rachitis, aux affections scrophuleuses et à toutes les autres maladies du système lymphatique.

Voilà ce qu'une observation attentive dévoile à tous les yeux lorsqu'on examine quel est le sort des enfans des familles ouvrières depuis l'âge de deux ans jusqu'à sept.

Toutefois, bientôt, nous en avons l'espoir, on n'aura plus à signaler ce manque de toute éducation dans la première enfance : l'institution des *Salles d'Asile*, récemment importée d'Angleterre à Paris, et de là dans les principales villes de France, d'où elle se propagera jusque dans les villages, lorsqu'elle sera plus connue et mieux appréciée, les Salles d'Asile, disons-nous, rempliront cette lacune essentielle, et établiront sur de bons fondemens l'éducation physique, morale, religieuse et intellectuelle des enfans du peuple.

Toulouse est l'une des premières villes du midi qui se sont mises en possession des Salles d'Asile de l'enfance; elle est la première où ces établissemens ont été fondés avec les seules offrandes de la bienfaisance de ses habitans, et elle est la seule qui peut les montrer pour modèle à toute la France, car ils sont supérieurs même à ceux de la Capitale, sous le rapport de la disposition, de la commodité et de la salubrité des locaux, et ils peuvent rivaliser avec eux pour leur tenue et la manière dont ils sont dirigés.

Afin de mieux apprécier l'influence que les Salles d'Asile peuvent exercer sur la santé, les mœurs et l'avenir des enfans et sur le bien-être des familles laborieuses, portons nos regards en arrière, et comparons le sort des jeunes enfans antérieurement à la formation de ces nouvelles maisons d'éducation populaire à Toulouse, avec ce qui se passe à présent sous nos yeux.

Avant la création des Salles d'Asile dans notre ville, les enfans, de l'âge de deux à sept ans, étaient un embarras très-onéreux pour leurs parens sans fortune, à cause de la surveillance et des soins de tout genre qu'ils réclament sans cesse. Considérés comme une cause continuelle de dépense, la moindre faute échappée à leur légéreté naturelle était punie avec brutalité; tantôt on les menaçait de les abandonner à la charité publique, tantôt on les délaissait dans les rues, exposés à toutes sortes de dangers et de maladies; on laissait leur esprit sans culture, leur corps presque sans nourriture et sans vêtemens, leur cœur sans affection et sans consolation.

Aujourd'hui, une Salle d'Asile, capable de recevoir environ cent cinquante petits élèves des deux sexes, ayant été établie dans chacun des quatre arrondissemens de Toulouse (1), on n'y est plus affligé par ce spectacle de détresse et d'immoralité. Au contraire, les enfans sortent gaiement dès le matin du domicile paternel, munis des provisions nécessaires, pour se rendre à l'*Asile* de leur quartier, où ils sont reçus avec bienveillance, et où toutes choses ont été disposées pour leur utilité et leur bien-être. Une jeune personne, douce, prévoyante, vertueuse, connaissant tous les besoins de leur âge, est chargée de leur éducation. Ordre, propreté, secours, subordination, jeux, chants, application, récompense, récréation, telles sont les lois de ce séjour de bonheur. L'enfant du pauvre ouvrier s'y trouve transporté comme dans un monde nouveau, car il y reçoit à tout instant des témoignages de la plus tendre sollicitude; son cœur peut s'ouvrir à l'espérance et aux sentimens affectueux, son esprit à l'instruction et

---

(1) Les Salles d'Asile ont été fondées depuis le 1.er juin 1834; elles sont situées : faubourg Saint-Michel, grande rue, n.º 54; faubourg Arnaud-Bernard, place du même nom; faubourg Saint-Cyprien, rue de la Laque, n.º 20; faubourg Saint-Etienne, rue Caraman, n.º 16.

au travail, son corps se fortifier par l'exercice agréable et méthodique de tous ses organes, de toutes ses facultés.

Platon, le sage Platon, n'élevait les enfans qu'en fêtes, jeux, chansons, passe-temps; il croyait avoir tout fait quand il avait appris à se réjouir. Eh bien! le système de ce philosophe de l'antiquité fait aujourd'hui la base de la méthode d'éducation qui a été adoptée dans les Salles d'Asile de Toulouse.

Aussi allez voir, Messieurs, allez vérifier dans ces établissemens les changemens étonnans qui se sont opérés depuis quelques mois parmi les plus jeunes enfans de la classe ouvrière : la physionomie de chaque élève exprime la santé la plus florissante, la joie et la satisfaction; la malpropreté, l'indocilité du caractère, les inclinations vicieuses, les propos grossiers, l'ignorance ont fait place presqu'en même temps à la docilité, à l'obéissance, aux manières polies, aux sentimens affectueux et à la connaissance des élémens de l'instruction primaire et des notions particulières sur les objets les plus usuels; il n'est pas jusqu'au langage patois, dont les enfans se servaient naguère exclusivement, qui n'ait été remplacé par l'usage de la langue française, la seule permise dans ces maisons d'éducation.

En même temps les Salles d'Asile ont étendu leur bienfaisante influence sur la maison paternelle : les parens, déchargés de la surveillance de leurs enfans, profitent de leur liberté pour se livrer assidûment aux travaux lucratifs, et commencent à jouir d'une aisance à laquelle il n'étaient pas accoutumés; et le soir, en revoyant leurs fils dont ils ont été séparés toute la journée, ils leur prodiguent des caresses que l'absence a rendues plus nécessaires et plus vives. En outre, avertis par les bonnes habitudes qu'ils voient contracter à leurs enfans, ils sont amenés progressivement à se réformer eux-mêmes, et finissent par concevoir qu'une bonne éducation est le plus précieux trésor dont ils puissent doter leur famille.

Telle est, Messieurs, la réforme qui vient de s'accomplir à Toulouse dans l'éducation physique et morale des enfans des classes laborieuses, par l'effet de la création des Salles d'Asile.

Mais les avantages de ces établissemens ne se bornent pas à ceux que nous venons de rapporter : les enfans, étant conduits aux asiles dès qu'ils sauront marcher, seront façonnés de bonne heure à la discipline des écoles, où ils se rendront sans aucune difficulté quand l'âge sera venu, pour continuer à cultiver l'instruction primaire, dont ils posséderont déjà tous les élémens.

L'éducation des élèves commençant dès la sortie du berceau, les études primaires seront plus rapides, et terminées à l'époque où les enfans devront quitter l'école pour apprendre un métier : avantage qu'ils n'ont pas aujourd'hui, puisque leurs parens, pressés par le besoin, leur font abandonner leurs études avant d'avoir acquis les connaissances les plus indispensables, et les privent ainsi de jouir pendant leur vie des bienfaits que procure l'instruction.

La fréquentation des Salles d'Asile fera éclore plus d'une heureuse disposition à l'étude, qui sans cela n'aurait pas eu l'occasion de se développer, et d'où pourra naître plus tard quelque bon sujet, apte à parcourir avec distinction la carrière des arts ou de l'industrie.

Les Salles d'Asile exerceront aussi leur influence

sur la mendicité, qu'elles attaquent au cœur, soit en procurant aux parens le temps nécessaire pour aller travailler et en augmentant la salaire de la journée, soit en donnant aux enfans une éducation qui les ferait rougir, étant plus âgés, de se livrer au plus vil de tous les métiers.

Les Salles d'Asile seront aussi un puissant moyen de moralisation pour le peuple, par l'instruction intellectuelle, morale et religieuse que les enfans y puiseront chaque jour, et par l'habitude du travail, dont on leur fera sentir l'utilité pour se procurer, avec son secours, les moyens de pourvoir à tous les besoins de la vie.

Enfin, Messieurs, les Salles d'Asile, par leur salubrité, par les vastes cours ou jardins contigus destinés aux récréations, par les exercices gymnastiques qui entrent dans la méthode d'éducation suivie dans ces établissemens, et par la règle qui préside à l'ordre des repas et à la distribution des alimens, serviront à favoriser chez les enfans le développement progressif et harmonique de tous leurs organes, le perfectionnement de leurs fonctions, et à leur procurer une forte constitution dans laquelle ils trouveront ensuite toutes les garanties de la santé.

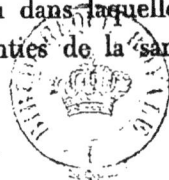

TOULOUSE, IMPRIMERIE DE J.N-M.EU DOULADOURE.

www.ingramcontent.com/pod-product-compliance
Lightning Source LLC
Chambersburg PA
CBHW050416210326
41520CB00020B/6623